Montessori para Mayores

Veronica Ricci

Este libro está dedicado a mi mamá, Sara Calvo, por todo lo que me enseñaste... A mi hermano, Miguel Torres, por estar ahí cuando más te necesité... A mi hija, Giuliana, mi vida entera, mi motivación y mi inspiración.

INTRODUCCIÓN

A medida que la población mundial continúa envejeciendo, se vuelve cada vez más importante centrarse en promover el envejecimiento activo y mantener la independencia en los adultos mayores. El envejecimiento activo se refiere al proceso de optimizar oportunidades para la salud, la participación y la seguridad con el fin de mejorar la calidad de vida a medida que las personas envejecen. Esto implica una participación física, mental y social que permite a los adultos mayores llevar vidas satisfactorias y significativas.

Salud Física y Bienestar:

a. Actividad física regular: La participación en ejercicios y actividad física regular es fundamental para que los adultos mayores mantengan su salud física, fuerza y movilidad. Ayuda a prevenir enfermedades crónicas, reduce el riesgo de caídas y mejora el bienestar general.

b. Mejorando la longevidad: El envejecimiento activo promueve la longevidad al reducir el riesgo de enfermedades relacionadas con la edad y mantener un peso corporal saludable. Permite que los adultos mayores vivan de manera independiente y disfruten de una mejor calidad de vida en sus últimos años.

Función Cognitiva:

a. Estimulación mental: Mantenerse mentalmente activo a través del aprendizaje continuo, participando en actividades cognitivas y cultivando pasatiempos ayuda a mantener la función cognitiva y prevenir el deterioro cognitivo. El envejecimiento activo promueve la salud cerebral y puede reducir el riesgo de desarrollar condiciones como la demencia y la enfermedad de Alzheimer.

b. Retención de la memoria y habilidades cognitivas: Participar en actividades intelectualmente estimulantes, como leer, resolver rompecabezas e interactuar socialmente, ayuda a los adultos mayores a retener su memoria y habilidades cognitivas. Les permite mantenerse mentalmente activos y participar activamente en la vida diaria.

Compromiso Social:

a. Bienestar emocional: El envejecimiento activo fomenta las interacciones sociales, que desempeñan un papel vital en el bienestar emocional de los adultos mayores. Mantenerse conectado con la familia, amigos y la comunidad ayuda a combatir la soledad, la depresión y la ansiedad.

b. Sentido de propósito y pertenencia: Mantener una vida social activa proporciona a los adultos mayores un sentido de propósito y pertenencia. Participar en actividades sociales, trabajos de voluntariado o unirse a clubes y organizaciones fomenta un sentido de comunidad, fortalece las redes sociales y promueve la satisfacción general con la vida.

Independencia y Autonomía:

a. Empoderamiento personal: El envejecimiento activo empodera a los adultos mayores al permitirles mantener el control sobre sus vidas. Les permite tomar decisiones, participar en actividades de su elección y mantener un sentido de autonomía.

b. Reducción de la dependencia: Al participar activamente en actividades físicas, mentales y sociales, los adultos mayores pueden reducir su dependencia de otros para las tareas diarias y el apoyo. Esta independencia mejora su autoestima, confianza y calidad de vida en general.

El envejecimiento activo y el mantenimiento de la independencia son fundamentales para que los adultos mayores lleven vidas satisfactorias y significativas. Al promover la salud física, la función cognitiva, el compromiso social y la independencia, podemos apoyar a los adultos mayores para que maximicen su bienestar y calidad de vida. Los gobiernos, las comunidades y los individuos deben reconocer la importancia del envejecimiento activo y crear oportunidades y entornos que permitan a los adultos mayores envejecer de manera activa e independiente. Abrazar el envejecimiento activo no solo beneficia a los adultos mayores, sino que también contribuye al bienestar general de la sociedad en su conjunto.

CUIDADO DE MAYORES

El cuidado de mayores es un aspecto crucial de nuestra sociedad. Es importante asegurarnos de que nuestros mayores reciban el cuidado y la atención que necesitan para vivir una vida cómoda y plena. Existen varios tipos de cuidado disponibles: el cuidado en el hogar, las residencias asistidas y los hogares de cuidado.

El cuidado en el hogar es una opción popular para los mayores que desean permanecer en sus propias casas. Este tipo de cuidado implica que un cuidador acuda al hogar del mayor para brindar asistencia con tareas diarias como bañarse, vestirse y preparar comidas. El cuidado en el hogar también puede incluir compañía y transporte a citas médicas.

Las residencias asistidas son otra opción para los mayores que necesitan más ayuda con las tareas diarias pero no requieren el nivel de atención médica proporcionado en un hogar de cuidado. Estas instalaciones ofrecen una variedad de servicios como comidas, limpieza y asistencia con la administración de medicamentos.

Los hogares de cuidado están diseñados para mayores que requieren atención médica y supervisión las 24 horas del día. Estas instalaciones brindan atención médica especializada, servicios de rehabilitación y asistencia con las tareas diarias.

Independientemente del tipo de cuidado elegido, es importante asegurarse de que las instalaciones y cuidadores sean confiables y brinde atención de calidad. Los mayores merecen ser tratados con respeto y dignidad, y es nuestra responsabilidad como sociedad asegurarnos de que reciban el cuidado que necesitan y merecen.

Consejos para el cuidado de mayores:

- Establecer una rutina: Las personas mayores prosperan con la rutina y la familiaridad. Establecer una rutina diaria puede ayudarles a sentirse más seguros y reducir la ansiedad.

- Simplificar el entorno: Simplifique el entorno eliminando el desorden y elementos innecesarios. Esto puede ayudar a reducir la confusión y la agitación.

- Usar señales visuales: Utilice señales visuales como letreros y etiquetas para ayudar a los adultos mayores con demencia a navegar su entorno.

- Proporcionar actividades significativas: Involucre a los mayores en actividades significativas como música, arte y recordar momentos del pasado. Esto puede ayudar a mejorar su estado de ánimo y función cognitiva.

- Ser paciente y compasivo: Los mayores con demencia pueden sentirse confundidos, agitados o alterados. Es importante ser paciente y compasivo, y evitar discutir o corregirlos.

- Garantizar la seguridad: Asegúrese de que el entorno sea seguro y protegido. Esto puede implicar instalar características de seguridad como barras de agarre y pasamanos, o utilizar dispositivos de monitoreo.

- Buscar apoyo: Cuidar de un adulto con demencia puede ser desafiante. Busque apoyo de familiares, amigos o un cuidador profesional para ayudar a gestionar las responsabilidades y reducir el estrés.

Las clases o actividades Montessori han demostrado ser beneficiosas al cuidar de mayores y es muy importante entender que el método Montessori va más allá de materiales y educación, es una filosofía basada en el respeto, la amabilidad y asegurarse de que haya un entorno preparado que brinde lo que el individuo necesita. Al utilizar este método con los adultos mayores, podemos ayudar a prevenir y aliviar muchos síntomas del envejecimiento.

ENFERMEDADES COMUNES QUE AFECTAN A LOS MAYORES

Existen varias enfermedades comunes que afectan a los mayores, incluyendo:

- Artritis: Es una condición que causa inflamación y dolor en las articulaciones.

- Osteoporosis: Es una condición que debilita y vuelve frágiles los huesos, aumentando el riesgo de fracturas.

- Enfermedad de Alzheimer y otras formas de demencia: Son condiciones que afectan la memoria, el pensamiento y el comportamiento.

- Enfermedades cardiovasculares: Incluyen condiciones como enfermedades cardíacas, accidentes cerebrovasculares y presión arterial alta.

- Diabetes: Es una condición que afecta la capacidad del cuerpo para regular los niveles de azúcar en la sangre.

- Enfermedades respiratorias: Incluyen condiciones cómo la enfermedad pulmonar obstructiva crónica (EPOC) y el asma.

- Cáncer: Los mayores tienen un mayor riesgo de desarrollar cáncer, especialmente cáncer de mama, próstata y pulmón.

- Depresión: Esta es una condición común entre los mayores, a menudo relacionada con el aislamiento social, la pérdida de seres queridos y otros cambios en la vida.

- Pérdida de la visión y audición: Estas son condiciones comunes relacionadas con la edad que pueden afectar la calidad de vida y la independencia.

- Caídas: Los adultos mayores tienen un mayor riesgo de sufrir caídas, lo que puede llevar a lesiones graves y complicaciones.

A medida que las personas envejecen, pueden experimentar una variedad de síntomas y dolores. Algunos incluyen:

- Dolor y rigidez en las articulaciones: Este es un síntoma común de la artritis, que afecta a muchos mayores.

- Fatiga: Los adultos mayores pueden experimentar fatiga debido a varios factores, incluidos los efectos secundarios de los medicamentos, enfermedades crónicas y trastornos del sueño.

- Problemas de memoria: Muchos mayores experimentan algún grado de pérdida de memoria a medida que envejecen, lo cual puede ser una parte normal del proceso de envejecimiento o un síntoma de una condición más grave como la demencia.

- Problemas de visión y audición: Los adultos mayores pueden experimentar cambios en su visión y audición a medida que envejecen, lo que puede afectar su calidad de vida.

- Problemas digestivos: Los adultos mayores pueden experimentar problemas digestivos como estreñimiento, diarrea y reflujo ácido.

- Dificultades respiratorias: Los adultos mayores pueden experimentar dificultades respiratorias debido a condiciones respiratorias.

- Cambios en la piel: Los mayores pueden experimentar cambios en su piel, incluyendo sequedad, adelgazamiento y manchas de la edad.

SÍNTOMAS DEL ENVEJECIMIENTO VS SÍNTOMAS DE LA DEMENCIA

A medida que envejecemos, nuestros cuerpos y mentes experimentan diversos cambios. Algunos de estos cambios son una parte natural del proceso de envejecimiento, mientras que otros pueden indicar una condición más grave, como la demencia. Aunque tanto el envejecimiento como la demencia pueden causar síntomas similares, existen algunas diferencias clave entre ambos.

El envejecimiento es un proceso natural que afecta a todos. A medida que envejecemos, nuestros cuerpos experimentan diversos cambios, como disminución de masa muscular, disminución de la densidad ósea y disminución de la función cognitiva. Estos cambios pueden llevar a una variedad de síntomas, como fatiga, debilidad y olvidos. Sin embargo, estos síntomas suelen ser leves y no afectan significativamente nuestras vidas diarias.

La demencia, por otro lado, es una condición progresiva que afecta al cerebro. Se caracteriza por un deterioro de la función cognitiva, que incluye pérdida de memoria, dificultad con el lenguaje y juicio deteriorado. La demencia también puede causar cambios en el estado de ánimo y el comportamiento, como depresión, ansiedad y agresión. A diferencia de los síntomas leves del envejecimiento, los síntomas de la demencia suelen ser graves y pueden afectar significativamente la capacidad de una persona para funcionar de manera independiente.

Una de las diferencias clave entre los síntomas del envejecimiento y la demencia es la gravedad de los síntomas. Mientras que el envejecimiento puede causar síntomas leves que no afectan significativamente nuestras vidas diarias, la demencia puede causar síntomas graves que dificultan incluso realizar las tareas más básicas. Además, los síntomas de la demencia tienden a empeorar con el tiempo, mientras que los síntomas del envejecimiento generalmente se mantienen estables.

Otra diferencia entre los síntomas del envejecimiento y la demencia es la edad en la que ocurren. Mientras que el envejecimiento es un proceso natural que ocurre con el tiempo, la demencia es una condición que puede afectar a personas de todas las edades, incluidos los niños.

En conclusión, aunque el envejecimiento y la demencia pueden causar síntomas similares, existen algunas diferencias clave entre ambos. El envejecimiento es un proceso natural que afecta a todos y puede causar síntomas leves que no afectan significativamente nuestras vidas diarias. La demencia, por otro lado, es una condición progresiva que afecta al cerebro y puede causar síntomas graves que dificultan la función independiente. Comprender las diferencias entre estas dos condiciones puede ayudarnos a identificar y manejar mejor los síntomas.

EL CEREBRO DEL ADULTO MAYOR Y CÓMO EL DECLIVE AFECTA LA INDEPENDENCIA

El envejecimiento afecta la función de nuestro cerebro. Desafortunadamente, estos cambios pueden llevar a un declive en las capacidades cognitivas, lo que puede tener un impacto significativo en nuestra vida diaria.

Uno de los cambios más significativos que ocurren en el cerebro es una disminución en el número de neuronas, las células en el cerebro responsables de transmitir información. Esta disminución puede manifestarse de diversas maneras, incluida la dificultad con la memoria, la atención y la resolución de problemas.

Otro factor que contribuye al declive de la función cerebral es la disminución en la producción de neurotransmisores. Los neurotransmisores son sustancias químicas en el cerebro responsables de transmitir señales entre las neuronas. Esta disminución puede manifestarse de diversas maneras, incluida la dificultad con la regulación del estado de ánimo, el sueño y el apetito.

Además de estos cambios, el envejecimiento también puede llevar a una disminución en la capacidad del cerebro para formar nuevas conexiones entre las neuronas. Esta disminución puede dificultar que el cerebro se adapte a nuevas situaciones y aprenda nueva información. Esto puede llevar a un declive en las capacidades cognitivas, incluida la dificultad con la memoria y la resolución de problemas.

Finalmente, el envejecimiento puede llevar a un aumento de la inflamación en el cerebro. La inflamación es la respuesta del cuerpo a una lesión o infección, y puede tener un impacto negativo en la función cerebral. La inflamación en el cerebro también puede afectar la memoria, la atención y la resolución de problemas.

La función cerebral declina con el envejecimiento debido a una variedad de factores, y aunque estos cambios son una parte natural del proceso, hay medidas que las personas pueden tomar para ayudar a mantener sus capacidades cognitivas, como hacer ejercicio regularmente, comer una dieta saludable y participar en actividades mentalmente estimulantes.

Una de las formas más significativas en que el declive cerebral puede afectar la independencia es a través de la pérdida de memoria. A medida que envejecemos, nuestra capacidad para recordar cosas puede verse afectada, lo que dificulta realizar tareas cotidianas como recordar citas, tomar medicamentos o incluso encontrar nuestro camino en nuestro propio hogar. Esto puede llevar a depender más de otros para ayudar con estas tareas.

Además de la memoria y la toma de decisiones, el declive cerebral también puede afectar habilidades físicas. Nuestras habilidades motoras cambian, lo que dificulta realizar tareas cotidianas como cocinar, limpiar o incluso vestirse. Entonces, ¿qué se puede hacer para mitigar los efectos del declive cerebral en la independencia? Una solución es participar en actividades que promuevan la salud cerebral, como el ejercicio, socializar y aprender cosas nuevas. Estas actividades pueden ayudar a mantener el cerebro activo y saludable, lo que puede ralentizar el declive en la función cognitiva.

El declive cerebral puede tener un impacto significativo en nuestra independencia. Sin embargo, al participar en actividades que promuevan la salud cerebral y buscar ayuda cuando sea necesario, las personas pueden mitigar los efectos del declive cerebral y mantener su independencia el mayor tiempo posible.

EL MÉTODO MONTESSORI

Maria Montessori, una médica y educadora italiana, ampliamente reconocida por su enfoque revolucionario en la educación. Nacida en 1870, Montessori fue una pionera en el campo del desarrollo infantil y su filosofía educativa continúa teniendo un profundo impacto en los sistemas educativos de todo el mundo. El enfoque de Montessori se basa en la creencia de que los niños son naturalmente ávidos aprendices y que poseen una curiosidad innata y un impulso de exploración. Sin embargo, su trabajo va más allá del ámbito de la educación infantil y también se ha adaptado para otros grupos de edad, incluyendo los adultos mayores.

La filosofía de Montessori se basa en varios principios clave que conforman la base de su enfoque educativo. Estos principios incluyen la independencia, el aprendizaje autodirigido y el respeto por la individualidad.

Independencia

Un principio fundamental de la filosofía Montessori es la promoción de la independencia en los estudiantes. Montessori reconoció que fomentar la independencia tanto en los niños como en los adultos es crucial para su desarrollo y crecimiento. En su enfoque educativo, creó un ambiente que animaba a los estudiantes a participar activamente con su entorno y a asumir responsabilidad por su propio aprendizaje. Al proporcionar materiales y herramientas apropiados para su edad, Montessori buscaba capacitar a las personas para realizar tareas de manera independiente y desarrollar un sentido de autosuficiencia.

Aprendizaje autodirigido

Montessori creía que los individuos tienen una innata motivación por aprender y que aprenden mejor cuando pueden seguir sus propios intereses y pasiones. En su enfoque, hizo hincapié en el aprendizaje autodirigido, que permite a los estudiantes elegir sus actividades y trabajar a su propio ritmo. Las aulas Montessori, por ejemplo, son ambientes cuidadosamente preparados que ofrecen una amplia gama de materiales y actividades, permitiendo que los estudiantes exploren y aprendan según sus preferencias y curiosidades individuales. Este enfoque fomenta el amor por el aprendizaje y fomenta la motivación intrínseca en los estudiantes.

Respeto por la individualidad

El respeto por la individualidad de cada estudiante es un principio fundamental de la filosofía Montessori. Montessori reconoció que cada persona es única y tiene sus propias fortalezas, intereses y estilos de aprendizaje. Por lo tanto, su enfoque se basa en adaptar la educación para satisfacer las necesidades de cada estudiante individual.

Las aulas Montessori promueven la instrucción personalizada, permitiendo que los estudiantes avancen a su propio ritmo y se involucren con materiales que se ajusten a su etapa de desarrollo e intereses específicos. Este enfoque respeta las diversas habilidades y preferencias de aprendizaje de los individuos y fomenta un sentido de autovaloración y pertenencia.

Al incorporar estos principios clave en su enfoque educativo, Maria Montessori revolucionó los métodos de enseñanza tradicionales y creó un ambiente que capacita a los estudiantes para ser participantes activos en su propia educación. Su énfasis en la independencia, el aprendizaje autodirigido y el respeto por la individualidad ha inspirado a educadores de todo el mundo a repensar los enfoques educativos tradicionales y a crear entornos de aprendizaje que fomenten la autonomía, la curiosidad y un amor duradero por el aprendizaje.

Además, los principios Montessori también se han aplicado mas allá de la educación infantil, con adaptaciones para otros grupos de edad. Los principios de independencia, aprendizaje autodirigido y respeto por la individualidad siguen siendo relevantes y beneficiosos para fomentar el compromiso, el bienestar y un sentido de propósito entre los adultos mayores.

BENEFICIOS DE IMPLEMENTAR EL MÉTODO MONTESSORI EN COMUNIDADES DE VIVIENDA PARA MAYORES

Implementar el enfoque Montessori en comunidades de vivienda para mayores ofrece varios beneficios. Algunos de los beneficios incluyen:

• Independencia y Autonomía: El enfoque Montessori fomenta la independencia y autonomía al alentar a los mayores a participar activamente en actividades autodirigidas y tomar decisiones basadas en sus preferencias y habilidades.

• Compromiso y Propósito: Al proporcionar actividades significativas y oportunidades de aprendizaje, el enfoque Montessori mantiene a los mayores comprometidos y les ayuda a mantener un sentido de propósito, fomentando su bienestar general y calidad de vida.

• Estimulación Cognitiva: El método Montessori incorpora la estimulación cognitiva a través de diversas actividades, juegos y ejercicios, lo que puede ayudar a mejorar el funcionamiento cognitivo, la memoria y las habilidades de resolución de problemas.

• Interacción Social: Las comunidades de vivienda para adultos mayores basadas en Montessori crean un ambiente que fomenta la interacción social y la colaboración entre los residentes, fomentando un sentido de comunidad y reduciendo los sentimientos de soledad o aislamiento.

• Cuidado Individualizado: El enfoque Montessori reconoce las habilidades, intereses y necesidades únicas de cada adulto mayor. Al proporcionar cuidado individualizado y adaptar las actividades a sus capacidades específicas, se apoya un cuidado personalizado y centrado en la persona.

• Dignidad y Respeto: La filosofía Montessori enfatiza tratar a cada individuo con dignidad y respeto, honrando su autonomía y elecciones, y promoviendo una imagen positiva de sí mismos.

• Empoderamiento y Autoestima: A través de la participación en actividades significativas y el logro de éxitos, los mayores pueden mejorar su autoestima, confianza y sentirse empoderados.

• Bienestar Mental y Físico: El metodo Montessori se enfoca en promover el bienestar integral. Al ofrecer una variedad de actividades que estimulan la salud mental, física y emocional, se contribuye al bienestar general y puede incluso ayudar a reducir el riesgo de deterioro cognitivo y físico.

• Reminiscencia y Revisión de Vida: Al incorporar terapia de reminiscencia y técnicas de revisión de vida, los mayores conectan con su pasado, recuerdan experiencias significativas y comparten sus historias de vida con otros.

• Satisfacción del Personal y Cuidadores: La implementación del enfoque Montessori en comunidades de vivienda para mayores también puede conducir a un aumento en la satisfacción del personal y cuidadores. El enfoque ofrece un enfoque más centrado en la persona y satisfactorio para el cuidado, mejorando la satisfacción laboral y creando un ambiente de trabajo positivo.

Es importante tener en cuenta que los beneficios pueden variar según las necesidades individuales y la implementación específica del enfoque Montessori en cada comunidad de vivienda para adultos mayores.

CREANDO EL AMBIENTE PREPARADO

1. Importancia del Entorno Físico para Apoyar la Independencia de los Adultos Mayores

El entorno físico juega un papel crucial en los entornos de cuidado para mayores, ya que puede tener un gran impacto en el bienestar y la independencia. Diseñar un ambiente enriquecedor que promueva la independencia se alinea con los principios fundamentales de la filosofía Montessori.

1.1 Mejorando la Autonomía y Movilidad

Un entorno físico bien diseñado empodera a los mayores para que naveguen por su entorno de forma independiente. Al incorporar características como pasamanos, pisos antideslizantes y senderos claros, se facilita la movilidad, reduciendo el riesgo de caídas y promoviendo una sensación de confianza. Las características de accesibilidad, como rampas o ascensores, deben considerarse para permitir un fácil desplazamiento entre pisos y áreas.

1.2 Promoviendo la Seguridad y Comodidad

Crear un entorno seguro y cómodo es primordial. La iluminación adecuada, incluidas fuentes de luz natural, reduce el riesgo de accidentes y mejora el estado de ánimo. El control adecuado de la temperatura y la ventilación garantizan un espacio habitable confortable. Además, minimizar los niveles de ruido e incorporar áreas de asientos cómodos proporciona un ambiente tranquilo y relajante, mejorando el bienestar general.

---

2. Diseñando un Ambiente Amigable para Adultos Mayores Basado en los Principios Montessori

2.1 El Ambiente Preparado

El enfoque Montessori enfatiza el concepto de un ambiente preparado, diseñado para satisfacer las necesidades y habilidades de los adultos mayores. Diseña espacios que permitan la independencia y el compromiso, ofreciendo opciones que se ajusten a sus preferencias y capacidades. Asegúrate de que el ambiente esté organizado, sin desorden y visualmente atractivo, promoviendo una sensación de orden y tranquilidad.

2.2 Materiales Accesibles y Apropiados para la Edad

Proporciona materiales y herramientas apropiadas para su edad que apoyen su independencia. Considera dispositivos y equipos adaptativos que permitan a las personas con limitaciones físicas participar en actividades sin ayuda. Asegúrate de que los materiales sean fácilmente accesibles y estén dispuestos de manera que fomente la exploración y el aprendizaje autodirigido.

---

3. Incorporando Estimulación Sensorial y Accesibilidad en el Ambiente

3.1 Estimulación Sensorial

Incorporar la estimulación sensorial en el ambiente es esencial para el bienestar cognitivo y emocional de los adultos mayores. Estimula diferentes sentidos introduciendo texturas, colores y aromas en el entorno. Considera la incorporación de jardines sensoriales, donde los mayores puedan experimentar los beneficios terapéuticos de la naturaleza a través del tacto, el olfato y la vista.

3.2 Actividades Accesibles y Atractivas

Diseña espacios que faciliten una variedad de actividades atractivas. Considera estaciones de actividades donde las personas puedan participar en pasatiempos, rompecabezas o actividades creativas. Estas áreas deben ser accesibles y estar bien equipadas, permitiendo que los adultos mayores sigan sus intereses de manera independiente. Incorpora elementos como materiales artísticos, material de lectura o instrumentos musicales para ofrecer diversas oportunidades de participación.

4. Organizando Espacios para una Navegación Fácil e Involucrada

4.1 Señalización Clara e Indicadores Visuales

Los adultos mayores pueden enfrentar desafíos con la navegación y la orientación. Implementa una señalización clara e indicadores visuales en todo el entorno, incluidos letreros grandes y legibles, áreas codificadas por colores y imágenes/iconos que ayuden a las personas a localizar diferentes espacios e instalaciones de forma independiente.

4.2 Diseño y Distribución Intuitiva

Organiza los espacios con un diseño lógico que facilite la navegación. Considera crear áreas claramente definidas para diferentes actividades, como comedor, socialización y relajación. Coloca los muebles y el equipo de manera que permita un movimiento sencillo y fomente la interacción con otros.

5. Utilizando Materiales Naturales e Incorporando Elementos de la Naturaleza

5.1 Diseño Biófilo

Integrar elementos de la naturaleza en el ambiente puede tener un profundo impacto en el bienestar de los adultos mayores. Incorpora materiales naturales como madera, plantas y características de agua para crear un ambiente tranquilo y rejuvenecedor. Proporciona acceso a espacios al aire libre, como jardines o patios, donde los mayores puedan disfrutar del aire fresco, la luz del sol y conectarse con la naturaleza.

5.2 Jardines Sensoriales y Espacios al Aire Libre

Diseña jardines sensoriales que estimulen los sentidos mediante el uso de flores aromáticas, plantas texturizadas y sonidos relajantes de la naturaleza. Crea espacios al aire libre que ofrezcan asientos, senderos para caminar y oportunidades para ejercicios suaves, promoviendo la actividad física y una sensación de conexión con el mundo natural.

El entorno físico en centros de cuidado para adultos mayores tiene un impacto significativo en su independencia, bienestar y calidad de vida en general. Al diseñar un ambiente amigable basado en los principios Montessori, podemos promover la autonomía, estimular los sentidos y crear un espacio nutritivo que satisfaga las necesidades físicas, cognitivas y emocionales. Incorporar la estimulación sensorial, asegurar la accesibilidad e incorporar elementos de la naturaleza son consideraciones clave para crear un ambiente enriquecedor que fomente la independencia y mejore la experiencia general de los mayores en su comunidad de vida.

PROMOVIENDO LA INDEPENDENCIA Y AUTONOMÍA

P romover la independencia y autonomía entre los mayores es esencial para su bienestar general y calidad de vida. A continuación, presentamos algunas estrategias para aumentar su autonomía:

Cuidado Personal y Habilidades para la Vida Diaria

Anime a los mayores a participar en actividades que fomenten el autocuidado e independencia, como vestirse, asearse y preparar comidas. Proporcione herramientas y técnicas adaptativas, según sea necesario, para apoyar sus habilidades y facilitar estas tareas. Anímelos a realizar estas actividades a su propio ritmo, fomentando una sensación de logro y autosuficiencia.

Monitoreo Personal y Gestión de la Salud

Apoye a los mayores para que jueguen un papel activo en el manejo de su salud. Ayúdelos a desarrollar rutinas para el control de medicamentos, anímelos a realizar un seguimiento de sus indicadores de salud y brinde educación sobre técnicas de autocontrol. Al empoderar a los adultos mayores para que participen en su propia atención médica, adquieren un sentido de control y responsabilidad, promoviendo su independencia.

Opciones y Variedad de Actividades

Ofrezca una amplia variedad de actividades que satisfagan diferentes intereses y habilidades. Proporcione opciones en actividades recreativas, pasatiempos y compromisos sociales. Los adultos mayores deben tener la libertad de elegir actividades que se ajusten a sus preferencias, lo que les permitirá explorar nuevos intereses y participar en actividades que les brinden alegría y satisfacción.

Planes de Actividades Individuales

Desarrolle planes de actividades individualizados que tengan en cuenta las necesidades y preferencias únicas de cada adulto mayor. Colabore con los mayores para identificar sus intereses y objetivos, e incorpórelos en sus planes de actividades. Al involucrarlos en la toma de decisiones y adaptar las actividades a sus necesidades individuales, se promueve un sentido de propiedad y autonomía.

Dispositivos de Asistencia y Tecnología

Introduzca dispositivos de asistencia y tecnología para apoyar con limitaciones cognitivas o físicas. Estos pueden incluir herramientas adaptativas para comer, vestirse o ayudas para la movilidad, como caminadores o sillas de ruedas. La tecnología de asistencia, como dispositivos activados por voz o ayudas de memoria, también puede mejorar la independencia y el compromiso de los adultos mayores con desafíos cognitivos.

Simplificación y Secuencia de Tareas

Divida las tareas complejas en pasos manejables y proporcione indicadores visuales o instrucciones escritas para facilitar la comprensión y ejecución. Simplificar las tareas ayuda con discapacidades cognitivas o pérdida de memoria a mantener su independencia al reducir la confusión y la frustración. Enfoque en mantener su compromiso y brindar el apoyo adecuado durante la tarea.

Responsabilidades Compartidas y Toma de Decisiones Colaborativa

Involucre a los mayores en la toma de decisiones sobre las tareas y rutinas diarias. Anímelos a participar en la planificación y organización de actividades como la preparación de comidas, las tareas domésticas o los eventos comunitarios. Al involucrar activamente a los adultos mayores en estos procesos, sienten un sentido de propósito y contribución a la comunidad.

Empoderamiento en Espacios Personales

Apoye a los adultos mayores para mantener sus espacios personales, como sus habitaciones. Anímelos a decorar su espacio, organizar muebles y personalizarlo de acuerdo con sus gustos y preferencias. Esta autonomía en los espacios personales fomenta un sentido de identidad, control y comodidad.

Participación Significativa y Actividades Propositivas

Ofrezca oportunidades para que los adultos mayores participen en actividades que les proporcionen un sentido de propósito y logro. Esto puede incluir voluntariado, mentoría o participación en proyectos creativos. Al promover una participación significativa, se mantiene un sentido de identidad, contribución a la comunidad y sentido de realización.

Celebración de Logros

Reconozca y celebre los logros de los adultos mayores, independientemente de su magnitud. Esto puede implicar reconocer los logros personales, cumpleaños u otras ocasiones especiales. Al reconocer y celebrar estos momentos, se les recuerda su valor y valía, promoviendo su autoestima y una perspectiva positiva.

Al fomentar habilidades de autocuidado, fomentar la toma de decisiones y elecciones, proporcionar estrategias adaptativas, facilitar la participación activa y apoyar un sentido de propósito y logro, empoderamos a los adultos mayores para que mantengan su independencia, mejoren su autoestima y experimenten una mayor satisfacción y plenitud en su vida diaria. Al incorporar los principios Montessori, creamos un entorno que respeta y nutre su autonomía, promoviendo una experiencia positiva del envejecimiento.

APRENDIZAJE INDIVIDUALIZADO Y CONCENTRACION

Desbloqueando el Potencial de los Mayores

En el ámbito del cuidado y la educación de los mayores, reconocer la singularidad de cada individuo es crucial para fomentar una participación significativa y promover el aprendizaje continuo. Los enfoques de aprendizaje y participación individualizados les permite participar en actividades que se alinean con sus habilidades, intereses y preferencias, lo que conduce a un mayor bienestar y una sensación de plenitud.

Los adultos mayores, al igual que las personas de cualquier edad, poseen una amplia gama de habilidades e intereses. Reconocer y apreciar estas cualidades individuales es el primer paso para diseñar experiencias de aprendizaje y participación efectivas. Mediante evaluaciones y el establecimiento de una relación cercana, los cuidadores y educadores pueden obtener información sobre las fortalezas, debilidades y preferencias personales. Comprender sus habilidades e intereses permite crear enfoques adaptados que satisfacen sus necesidades únicas, asegurando una experiencia de aprendizaje más enriquecedora.

Para promover la participación y maximizar los resultados del aprendizaje, las actividades y experiencias de aprendizaje deben adaptarse a las necesidades individuales. Esta personalización implica adaptar materiales, instrucciones y ritmo para que coincidan con las habilidades cognitivas y físicas de los mayores. Modificar las actividades no solo garantiza que puedan participar activamente, sino que también mejora su confianza en sí mismos y su motivación. Al personalizar las experiencias de aprendizaje, los mayores son más propensos a alcanzar el éxito, lo que conduce a una mayor satisfacción y un deseo de continuar aprendiendo.

Ofrecer una amplia gama de actividades es esencial para fomentar la participación. Al proporcionar actividades mentales, físicas y sociales, los cuidadores y educadores atienden al bienestar holístico de los adultos mayores. El compromiso mental se puede fomentar mediante rompecabezas, juegos de memoria o ejercicios cerebrales que desafíen las habilidades cognitivas. Las actividades físicas, como programas de ejercicio o estimulación sensorial, promueven el bienestar físico y mantienen la movilidad. Las actividades sociales, como discusiones en grupo o eventos sociales, fomentan las conexiones interpersonales y combaten el aislamiento social. La variedad de actividades asegura que tengan oportunidades de participar en áreas que disfrutan, fomentando un sentido de propósito y satisfacción.

La interacción entre pares y la colaboración son componentes clave de una experiencia de aprendizaje integral. Al crear oportunidades para que los mayores interactúen con sus compañeros, los cuidadores y educadores fomentan un sentido de comunidad y conexión. Las actividades en grupo, los clubes y los grupos de interés compartido brindan espacios donde pueden aprender unos de otros, compartir experiencias y construir amistades. La colaboración en actividades de resolución de problemas fomenta el trabajo en equipo y promueve una sensación de logro. La interacción no solo mejora la participación social, sino que también proporciona una plataforma de apoyo emocional y crecimiento.

Los enfoques de aprendizaje y participación individualizados tienen el poder de desbloquear el potencial de los adultos mayores al reconocer su singularidad, adaptar actividades a sus necesidades, ofrecer una amplia gama de oportunidades de participación y fomentar la interacción y colaboración entre pares. Al personalizar las experiencias de aprendizaje, los adultos mayores están empoderados para participar activamente en actividades que se alinean con sus habilidades, intereses y preferencias. Este enfoque promueve el bienestar general, estimula el funcionamiento cognitivo y físico, y fomenta un sentido de pertenencia. Al abrazar la individualización en la educación y el cuidado de los adultos mayores, honramos el valor y el potencial de cada adulto mayor, permitiéndoles prosperar en su búsqueda de aprendizaje y participación continua.

Incorporar la terapia de reminiscencia y técnicas de revisión de vida

La terapia de reminiscencia implica el proceso de recordar y reflexionar sobre experiencias pasadas, mientras que las técnicas de revisión de vida indagan más profundamente en el examen de la vida en su conjunto. Ambos enfoques aprovechan el poder de los recuerdos e historias personales para mejorar el bienestar mental, emocional y social de las personas mayores. Los beneficios de la terapia de reminiscencia incluyen:

- Mejora del Bienestar Emocional: Participar en la terapia de reminiscencia y la revisión de vida puede evocar emociones positivas, como alegría, felicidad y una sensación de logro. Al revivir momentos significativos del pasado, las personas experimentan validación emocional, un aumento en la autoestima y un renovado sentido de propósito.

- Promoción del Funcionamiento Cognitivo: Recordar y participar en ejercicios reflexivos estimula el funcionamiento cognitivo. Estas terapias mejoran la atención, la concentración y la capacidad de recordar, lo que ayuda a mantener las habilidades cognitivas y, potencialmente, a retardar el deterioro cognitivo.

- Fomento de la Comunicación y las Relaciones: Rememorar el pasado fomenta la interacción social y la conexión. Las personas mayores pueden compartir historias con sus compañeros, familiares y cuidadores, lo que conduce a una mejor comunicación, empatía y comprensión. Esta compartición de narrativas personales fortalece las relaciones y crea un sentido de comunidad.

Métodos de Implementación:

- Narración y Conversación: Anime a las personas mayores a compartir sus historias y recuerdos a través de conversaciones individuales o en grupos. Proporcionar un entorno de apoyo y sin juicios permite a las personas expresarse libremente y fomenta conexiones significativas entre los participantes.

- Materiales que Despiertan la Memoria: Utilice ayudas visuales, como fotografías, música u objetos familiares, para estimular la memoria. Estos estímulos pueden evocar recuerdos y emociones, facilitando conversaciones y sesiones de reminiscencia.

- Ejercicios de Revisión de Vida: Guíe a las personas mayores a través de ejercicios estructurados de revisión de vida que fomenten la reflexión sobre diferentes aspectos de sus vidas, como relaciones significativas, logros o lecciones de vida. Este enfoque estructurado ayuda a una reflexión personal más profunda y un mayor sentido de autoconciencia.

- Enfoques Multisensoriales: Involucre varios sentidos para mejorar la experiencia de la reminiscencia. Utilice música, aromas u objetos táctiles asociados con recuerdos específicos para estimular un recuerdo más vívido de experiencias pasadas.

Incorporar la terapia de reminiscencia y las técnicas de revisión de vida puede tener un profundo impacto en el bienestar de las personas mayores. Promueve una imagen positiva de sí mismos, reduce los sentimientos de soledad o aislamiento y brinda una oportunidad para la expresión emocional. Las personas adquieren un sentido renovado de propósito, ya que sus recuerdos y experiencias son validados y apreciados. Estas terapias fortalecen las conexiones sociales, fomentando un sentido de pertenencia.

ESTIMULACIÓN COGNITIVA Y APOYO A LA MEMORIA

La estimulación cognitiva y el apoyo a la memoria son componentes vitales del cuidado de mayores, especialmente para aquellos que enfrentan el deterioro cognitivo o desafíos de memoria. Este capítulo explora estrategias para mejorar el funcionamiento cognitivo, implementar juegos y ejercicios de memoria, crear entornos y rutinas amigables para la memoria, utilizar herramientas basadas en Montessori para el apoyo a la memoria y brindar apoyo a personas mayores con demencia e impedimentos cognitivos.

Estrategias para mejorar el funcionamiento cognitivo en personas mayores

1. Estimulación mental: Anime a las personas mayores a participar en actividades que estimulen la mente, como lectura, rompecabezas o aprender nuevas habilidades. Estas actividades promueven conexiones en las neuronas, mejoran la memoria y realzan el funcionamiento cognitivo.

2. Ejercicio físico: El ejercicio físico regular se ha relacionado con una mejora en la función cognitiva y retención de la memoria. Anime a las personas mayores a participar en actividades como caminar, yoga o tai chi,

que promueven el flujo sanguíneo hacia el cerebro y apoyan la salud cognitiva.

3. Interacción social: Anime a las personas mayores a mantener conexiones sociales, ya que las actividades grupales, las conversaciones y la participación comunitaria brindan oportunidades para la estimulación mental y apoyan la memoria.

Implementación de juegos de memoria, rompecabezas y ejercicios mentales

• Juegos de memoria: Incorpore juegos de memoria que desafíen las habilidades de recordar, como juegos de emparejamiento, asociación de palabras o cuestionarios de preguntas. Estos juegos involucran procesos de memoria, mejoran la flexibilidad cognitiva y promueven agudeza mental.

• Rompecabezas: Ofrezca una variedad de rompecabezas, como rompecabezas de piezas, Sudoku o crucigramas, para estimular las habilidades de resolución de problemas y el recuerdo. Estas actividades promueven la participación cognitiva y pueden adaptarse a diferentes niveles de habilidad.

• Ejercicios mentales: Introduzca ejercicios mentales diseñados específicamente para mejorar el funcionamiento cognitivo, como ejercicios de memoria, tareas de atención o programas de entrenamiento cognitivo disponibles en plataformas digitales o aplicaciones.

Creación de un entorno y rutinas amigables para la memoria

• Organización y estructura: Establezca un entorno organizado y estructurado para apoyar la función de la memoria. Use etiquetas, señales o pistas visuales para ayudar con la navegación y encontrar objetos. Defina claramente los espacios e incorpore rutinas consistentes para proporcionar una sensación de familiaridad y reducir la carga cognitiva.

• Ayudas y recordatorios: Proporcione ayudas de memoria, como calendarios, pizarras o dispositivos digitales, para ayudar a las personas mayores a recordar citas, tareas e información importante. Estas ayudas sirven como soportes externos de memoria y reducen la dependencia del recuerdo interno.

Uso de herramientas basadas en Montessori para el apoyo a la memoria

• Cajas de memoria o álbumes de recuerdos: Cree cajas de memoria o álbumes que contengan objetos significativos o fotografías del pasado de las personas mayores. Estas herramientas basadas en Montessori facilitan la reminiscencia, evocan recuerdos y promueven la estimulación cognitiva.

• Bandejas de actividades Montessori: Utilice bandejas de actividades Montessori que incorporen materiales sensoriales, objetos o tareas de clasificación para involucrar procesos cognitivos y apoyar el recuerdo de la memoria. Estas bandejas se pueden personalizar según los intereses y habilidades de las personas mayores.

Apoyo a personas mayores con demencia e impedimentos cognitivos

- Atención centrada en la persona: Adopte un enfoque centrado en la persona que se concentre en comprender las necesidades, habilidades y preferencias únicas de las personas con demencia o impedimentos cognitivos. Adapte actividades e intervenciones para apoyar su función cognitiva y brindar oportunidades para la participación.

- Validación y terapia de reminiscencia: Implemente técnicas de validación y terapia de reminiscencia para apoyar la memoria y el bienestar emocional en personas con demencia. Estos enfoques honran sus experiencias personales, validan sus us emociones y promueven un sentido de identidad y conexión.

Al implementar estrategias para mejorar el funcionamiento cognitivo, incorporar juegos y ejercicios de memoria, crear entornos y rutinas amigables para la memoria y brindar apoyo a personas mayores con demencia e impedimentos cognitivos, los cuidadores pueden fomentar la participación, promover la retención de la memoria y mejorar el bienestar general.

FORMACIÓN DEL PERSONAL E IMPLEMENTACIÓN

La formación del personal juega un papel fundamental en la implementación efectiva de los principios y prácticas Montessori en entornos de atención a personas mayores. Educar a los cuidadores sobre la filosofía y beneficios de Montessori para los mayores, proporcionar orientación práctica para incorporar Montessori en las rutinas diarias de atención, superar desafíos y evaluar y mejorar continuamente el programa Montessori son componentes esenciales de la formación del personal.

Para implementar con éxito los principios Montessori en el cuidado de mayores es crucial proporcionar a los cuidadores una comprensión integral de la filosofía y los beneficios de Montessori. Los cuidadores deben comprender los principios de la independencia, el aprendizaje autodirigido y el respeto por la individualidad, y comprender cómo estos principios pueden mejorar el bienestar y la calidad de vida. Al impartir este conocimiento, los cuidadores obtienen una visión de las necesidades únicas de los mayores y pueden adaptar su enfoque para brindar un cuidado mas centrado en la persona.

La formación de los cuidadores en estrategias prácticas para incorporar los principios Montessori en las rutinas diarias de atención los equipa con las habilidades necesarias para crear un entorno que fomente la independencia y el compromiso. Los cuidadores pueden aprender técnicas para promover la autonomía, como ofrecer opciones y crear planes de atención personalizados. También pueden aprender a diseñar actividades y experiencias de aprendizaje que se adapten a los intereses y habilidades individuales. La orientación práctica capacita a los cuidadores para implementar los principios Montessori de manera efectiva, asegurando que los mayores reciban un cuidado personalizado y significativo.

La formación capacita a los cuidadores con herramientas para superar los desafíos que puedan surgir en entornos de atención a personas mayores. Los cuidadores aprenden a adaptar el enfoque Montessori a diferentes entornos de atención, como residencias asistidas, unidades de cuidado de la memoria o atención domiciliaria. Adquieren la capacidad de abordar las limitaciones cognitivas o físicas de los adultos mayores, realizando ajustes necesarios en las actividades o modificando el entorno. La formación garantiza que los cuidadores estén preparados para brindar un cuidado personalizado para satisfacer las diversas necesidades.

La formación del personal no es un evento único, sino un proceso continuo. Implica una evaluación continua y mejora del programa Montessori. Los cuidadores deben comprender la importancia de monitorear la efectividad de su implementación de los principios y prácticas Montessori. La evaluación regular permite a los cuidadores identificar áreas de mejora y realizar los ajustes necesarios para satisfacer mejor las necesidades de los adultos mayores. La formación continua y las oportunidades de desarrollo profesional permiten a los cuidadores mantenerse actualizados con nuevas investigaciones y mejores prácticas en el cuidado de mayores basado en Montessori.

Al equipar a los cuidadores con el conocimiento, las habilidades y las herramientas necesarias, la formación del personal asegura que los adultos mayores reciban un cuidado personalizado, interesante y empoderador basado en los principios de la filosofía Montessori.

EJEMPLOS REALES DE IMPLEMENTACIÓN EXITOSA DE MONTESSORI PARA MAYORES

El enfoque Montessori ha mostrado un potencial notable en transformar la vida de las personas mayores, mejorando su bienestar y mejorando su calidad de vida en general. En este capítulo, compartimos inspiradores ejemplos reales de la exitosa implementación de Montessori para mayores, resaltando los resultados positivos y demostrando el impacto del enfoque Montessori en su bienestar. Estas historias sirven como fuente de inspiración para los cuidadores y profesionales, reforzando el valor de la filosofía Montessori en el cuidado de adultos mayores.

El Camino hacia la Independencia de John

John, un adulto mayor con limitaciones cognitivas, había lidiado con sentimientos de frustración y dependencia. A través de la implementación de los principios Montessori, sus cuidadores le proporcionaron herramientas y actividades adaptadas que se ajustaban a sus intereses y habilidades. Crearon una caja de recuerdos personalizada llena de objetos significativos de su pasado, lo que le permitió rememorar y participar en conversaciones con propósito. Con el tiempo, la confianza de John creció y desarrolló nuevas habilidades. Se volvió más independiente en sus actividades diarias y experimentó una sensación de logro y alegría. Su transformación inspiró tanto a sus cuidadores como a sus compañeros residentes, demostrando el poder del enfoque Montessori en promover la independencia y mejorar el bienestar.

La Pasión Redescubierta de María

María, una mujer que vivía en una comunidad de adultos mayores, siempre había sido apasionada por el arte, pero había perdido contacto con su lado creativo a lo largo de los años. Con la implementación de actividades basadas en Montessori, sus cuidadores reconocieron su inclinación artística y le proporcionaron materiales artísticos y un espacio dedicado para expresarse creativamente. Participando en la pintura y otras actividades artísticas, María redescubrió su pasión y sentido de propósito. Sus obras de arte se exhibieron con orgullo dentro de la comunidad, y comenzó a enseñar clases de arte a sus compañeros residentes. A través del enfoque Montessori, la vida de María fue transformada, y su talento y entusiasmo llevaron alegría e inspiración a quienes la rodeaban.

La Alegría de la Jardinería de Henry

Henry, un jardinero retirado, se había mudado a una residencia asistida donde extrañaba profundamente cuidar sus queridas plantas y flores. Reconociendo su pasión por la jardinería, los cuidadores incorporaron un espacio de jardín dentro de la comunidad, brindándole a Henry la oportunidad de continuar con su pasatiempo. Con herramientas adaptadas y orientación, Henry comenzó a cuidar una variedad de plantas y flores. Su participación en la jardinería no solo le trajo una inmensa alegría, sino que también fomentó conexiones con otros entusiastas de la jardinería dentro de la comunidad. El talento de Henry y su pasión por la jardinería revitalizaron su espíritu y demostraron el impacto positivo del enfoque Montessori en promover la participación, el propósito y las conexiones sociales.

Los ejemplos de la implementación exitosa de Montessori para mayores resaltan el poder transformador de este enfoque en mejorar el bienestar y la calidad de vida. Desde fomentar la independencia y el crecimiento personal hasta redescubrir pasiones y fomentar conexiones sociales, la filosofía Montessori ha demostrado su capacidad para inspirar resultados positivos. Estas historias son un testimonio de la efectividad del enfoque Montessori, inspirando a los cuidadores y profesionales a adoptar e implementar sus principios, beneficiando así la vida de los mayores bajo su cuidado.

www.ingramcontent.com/pod-product-compliance
Lightning Source LLC
Chambersburg PA
CBHW050517290526
45786CB00007B/2598